Velho é o Espelho

Maria de Lourdes Ferreira Alves

Velho é o Espelho

Ateliê Editorial

Copyright © 2007 Maria de Lourdes Ferreira Alves

Direitos reservados e protegidos pela Lei 9.610 de 19 de fevereiro de 1998.
É proibida a reprodução total ou parcial sem autorização, por escrito, da editora.

Dados Internacionais de Catalogação na Publicação (CIP)
(Câmara Brasileira do Livro, SP, Brasil)

Alves, Maria de Lourdes Ferreira
    Velho é o espelho / Maria de Lourdes Ferreira
Alves. – Cotia, SP: Ateliê Editorial, 2007.

ISBN 978-85-7480-372-2

1. Poesia brasileira I. Título

07-8920   CDD-869.91

Índices para catálogo sistemático:
1. Poesia: Literatura brasileira   869.91

Direitos reservados à
ATELIÊ EDITORIAL
Estrada da Aldeia de Carapicuíba, 897
06709-300 – Granja Viana – Cotia – SP
Telefax: (11) 4612-9666
www.atelie.com.br / atelieeditorial@terra.com.br

2007

Printed in Brazil
Foi feito depósito legal

*Durante meio século
nunca deixei de ter vinte anos.
Chegou a hora de desistir
dessa usurpação.*

JOUHANDEAU

UMA NOVA POETA

Ela só fala, aqui, de velhas em seus poemas. Caquéticas. É a velha história: difícil é encontrar uma poeta, descobrir uma alma nova. Ou: velha. Com a maturidade à flor da (terceira) idade. Pura sensibilidade, sei lá.

A frisar: Maria de Lourdes Ferreira Alves, autora deste impressionante *Velho é o Espelho*, apareceu à minha vista durante a oficina de criação literária que coordeno no B_arco (www.obarco.com.br). Tímida, mostrou-me um caderno. Escrito à mão. "Uns poeminhas antigos e decrépitos", me falou. Com um sorriso de atriz (ela também quer ser atriz). Melancólico e feliz.

Verso a verso, ela impressionou a toda tripulação literária, ali ancorada. E a Plinio Martins, da Ateliê Editorial, que faz chegar à praça, repito, sangue tão novíssimo. Principalmente quando se escreve poesia. Maria de Lourdes já trouxe, de casa, a lição desenhada. Que eu só fui ajudando a organizar. Primeiro: digitar os poemas. Segundo: pensar em uma ordem. Terceiro: qual o título?

E aí, todos juntos lá dentro do mesmo B_arco, fomos ouvindo. Lendo e relendo. As suas linhas do tempo. O seu jeito sonoro de mostrar como os anos vão voando. E nos derrubando. "o tempo / o pulso das horas / rarefeito... / em que ano estamos?" E ainda: "o corpo gasto / tem as suas agruras / mas para o amor / tem que se estar disposta / para abocanhar todas as aventuras / mesmo que vividas na névoa / de uma epifania".

E mais até, para terminar: "já cheguei a pensar em comprar / um boneco de ventríloquo / não os de tamanho diminuto / alguém para conversar / falar amenidades / porque na minha idade / fofoca é ponto morto / já dei o que falar".

Perdão aproveitar a deixa, mas a poeta Maria de Lourdes Ferreira Alves, de nome tão grande e poesia idem, ainda vai dar muito o que falar. Este livro é só o começo. E que começo, amém e saravá!

O tempo, tenho mais que certeza, nos confirmará.

Fui.

Marcelino Freire

já cheguei a pensar em comprar
um boneco de ventríloquo

não os de tamanho diminuto

alguém para conversar
falar amenidades

porque na minha idade
fofoca é ponto morto

já dei o que falar

peitos velhos
em soutiens delirantes
de rendas de grife

mãos de ameixa desidratada
cheias de anéis seculares
e veias salientes
que contornam
peles rugosas sobre a artrose

castigo do tempo

têm certa elegância aprendida
mas um tremular inseguro
para movimentos mais detalhados

ventres dinamitados
de tecidos sobrepostos
sob lingerie perfumada

de uma pétala seca
de uma rosa agonizante

compra-se grife
mas a juventude
nunca está nas vitrines

vítimas do narcisismo senil
têm como prêmio uma doença
extravagante
que as alimenta de metamorfoses
salvadoras

o batom tenta
permanecer dentro dos contornos
de um lábio que já foi acolchoado
de parafernálias celulares

movido a controle remoto
um braço mecânico
que funciona há meio século
programado para delinear as linhas
que se suicidaram

empoar as manchas rugosas
que dançam em dobras
de um plissê esquecido do colágeno
e que teima em arremedar
um sorriso

o velho é o outro

deixamos para outras bocas
a interpretação do que somos
como se a conclusão de nossa autoria
fosse menos confiável

há sempre a necessidade
da confirmação de outros olhos

os meus,
que tento delinear todos os dias,
adquiriram novos contornos

estrelas mirabolantes
no vício de olhar-se

como Lou Andréas Salomé
aos sessenta anos estava careca
não aceitou insinuações do espelho
até então seu criado abnegado

foi às compras
cabeça coberta por um chapéu
magnífico

revolveu as perucas de cabelos
verdadeiros

falsa?

só a transmutação que a aguardava
necessária como respirar

a minha máscara de viver
corroída pela chuva ácida
de lágrimas de céus muito próximos

eu que me escondo
em nuvens de néon
na noite do meu viver é tarde
finjo que é de manhã e arde
no olho insone da noite
que não se põe no horizonte
de falas em vácuos solenes

tortas as estátuas de rir
obturadas de frases curtas
choram uma e outra cariátides paranóides
curvadas sob o peso da lua
que no meu céu é miasma persecutório

eu que nem sono tenho
dormir é para quem tem tempo

eu quero um presente raso
sem ranhuras de luz e sombra

com as duas mãos espalmadas
para o espelho
puxou para trás, ao mesmo tempo,
lados direito e esquerdo
da mesma máscara

o espelho mostrou-lhe, então
uma cútis lisa
com um sorriso permanente de passagem
próximo da juventude subutilizada

lembrou-se de todos os seus amores loucos
imagens parcialmente fundidas
na memória enrigecida

por fim, os braços cansaram-se

o tecido, imediatamente,
reconquistou o lugar que lhe era de direito
deixou que o real se incorporasse

olhou para o espelho muda
não repetiria aquele ato ilusório, jurou

a fotografia do agora
era, também, parte sua
uma máscara perpétua de metamorfoses
sempre à mercê do tempo

fixa, só a moldura

dedos mal desenhados
rabiscam gestos no ar
outrora quadros de Renoir

os anos passaram como séculos
pelo relógio de sangue das artérias
parcialmente obstruídas

ninguém é de ferro

os seios vitimados pelo vetor
resultante da força gravitacional
obsessiva em puxar castelos
para baixo

a plástica de muitos perfis
mais parece um quadro de Picasso
pós-Cubismo, revanchismo
da beleza trivial engomada
e agonizante

os sorrisos são múltiplos

dependendo de onde se olha
tenta-se reconhecer na simetria
dos bisturis e de roupas de grife
a beleza retocada com braços
de guindastes pesados

querubins desafinados

na minha orquestra de calendários
este me veio sem qualquer aviso
sorriso maroto
alma estendida como um tecido

de estrelas

os olhos marotos
sob cortinas distais
tingidas pelo pó compacto

olhou o espelho
e, sob regressão hipnótica
lembrou-se da cena:

ele tinha um olhar denso
concisão fumegante de fagulhas
agressivo com uma arma apontada
volátil extravagância na voz
de pausas de veludo
cheia de convites obscenos

hipnose diabólica
de uma indisponibilidade
jovem, jovem, jovem

muito jovem

na segunda metade
me coloco no início

o futuro é delirantemente urgente

as minhas almas-gêmeas
não estavam atentas
na corrida do encontro

já topei com rostos
de bagagens extraviadas
remetentes fora de área

tempo em outro vagão

eu estava numa gangorra
de metamorfoses

que estátua eu colocaria
no lugar do agora?

Cabeça de Mulher

inúmeras esculturas vistas
no museu da juventude

flutuei entre limites
que não entendia

um fantasma segurando uma lâmina
com resquícios de sangue
de testículos decepados

eu que não tenho testículos
mostrei-lhe a língua

o corpo gasto
tem as suas agruras
mas para o amor
tem que se estar disposta
para abocanhar todas as aventuras
mesmo que vividas na névoa
de uma epifania

a identidade sobrepõe-se às alterações
para os olhares costumeiros

e eu como me interpreto?
uma bela velha de Mainard?

a velhice pode ser esperta
e encantadora

strike a pose
de um fotógrafo de plantão

refrão que não deixa os ombros
penderem para a frente

a persona de um estranho magnetismo
inculca em outros olhos
a interpretação magnânima
de si mesma

strike a pose

a velhice é um destino
se a decifro no corpo

a adolescência senil
movimenta todas as minhas roldanas
conscientes

descubro um novo código para falar
com as minhas indagações
insatisfeitas

reinvento-me na beleza interna
e duradoura
que tem o poder de transmutar
o espelho

maquilagem pesada
lápis pretos delineiam
a boca do batom ressentida
como se gritassem
o espaço por ela ocupado
numa outra estação

o pincel do pintor
que era retratista
ousou um toque de disfarçado
impressionismo
que embeleza de inexatidões
as ruínas

simetria perfeita

ela era de uma beleza torturante
para se ter como rival

tinha um olhar brilhante
em vez de olhos famintos
mãos impermeáveis de veludo
próprias das meninas da idade

mas era a minha oponente
num duelo suicida

eu não sabia de que arma me utilizar

as espadas estão fora de moda
como meu make-up

para Flauber
na velhice não se recomeça
acaba-se

descamba-se

cinqüenta e quatro anos de escritos
que o vento parou de arrumar
sobre a relva

qual o limite da terceira parte?
existem partes?

reinventar-se
seria colher na primavera
as flores do futuro escondido

o traje-corpo pode não ser apropriado

o perfume está em todos os ramos eternos
da memória de acácias

de olhos fechados
ando sobre uma linha
divisória
entre um passado imutável
e um futuro limitado

no fio da lâmina
venço a paralisia do agora

passadas largas

que o tempo é diminuto
como uma chama ao vento

glúteos máximos mínimos
colam-se aos ossos
que se juntam na parte posterior da bacia
bastidor de um átrio
de uma vida cheia de aventuras

o ato de caminhar
perdeu da leveza o fluxo
estancando num momento qualquer

quando tudo parou de girar
o tecido adiposo espalhou-se
como erva-daninha

sobre músculos gelatinosos
pouco vigor de pedaços que se movem
com muito esforço

tesos perna e pés que se soldam
ao chão de vãos escondidos

por que cair no vazio?

as garras na sua maior voracidade
abocanham o ar
roubando uma última respiração

foge-me o tempo
tomo-me por mim

dissipo mal-entendidos
no agora

a colheita de sonhos
semeados num lugar
que não consigo precisar

não é possível riscar o trajeto
inverso do desejo

não há muletas
vestidas de recordações

o contraste do que fui
e do que sou
poderia ser insuportável
para muitos

eu nasci ontem

velha senhora da noite
mariposa esperta
em pernas de Marlene
não as Dietrichs
para seu desencanto abstrato
e abnegado

casa lotada
um louco gritou
for sentimental reasons!

microfone na mão
pernas cruzadas sobre o piano
com a alemã incorporada
arrumou as asas
não sabia cantar
Wenn Die Soldaten

para canção solicitada
arriscou uma interpretação andrógina

com sotaque alemão
o pianista, num surto
arrepiou todos os pêlos
e teve que repetir
o enfoque cáustico da Marlene Gloriosa

aplausos turvaram o ar
dos fumantes suicidas e perplexos
o cachê era o mesmo
ninguém sabia do seu aniversário
idade indedutível

como diva
fechou as cortinas da madrugada

ela estava meia cega
meia surda
meia curva

de esperança
estava inteira

a outra
avara

beijos de ave de rapina

alimenta-se a cada noite
dos fígados de velhos prometeus
acorrentados
às contas milionárias

cansados de esposas sexagenárias
hedonistas vestes delirantes
cartões de créditos fervilhantes
de máquinas e senhas
para devorar
toda a carne

da carcaça

tortos de nós
os dedos flutuantes
na busca do frescor primaveril

bacantes

frutas mirradas
de velhas árvores

tete de femme

bronze dos belos rostos
olhos presos no tempo

que estacionou

quando Rodin o deu por
terminado

tornou-se dono
da matéria esculpida

imortalizados
criador e criatura

não fosse a pele
textura de pequenas manchas
jura-se que é um tecido sobreposto
como um pano sobre a argila esculpida

recém-terminada por um mestre
a forma encoberta poderia ser eternizada
não fosse de carne a escultura
palpável pela própria modelo
frente ao espelho

conformados
a escultura e o tecido convivem
num mesmo corpo finito
num mesmo tempo finito
numa mesma incorporação finita

não há defasagem
para a autocontemplação

surpreendi-me dos trajetos
secos de líquidos e ardume
pele de uma nova estação

o tempo é de uma impessoalidade
calada e reservada

não há recuos no seu fluxo

ele está concentrado
com toda a sua fúria
no agora

uma visão

não tens o corpo teso que toquei
outra versão na mesma tez

a forte bebida de teus encantos
escorrida dentro de mim
líquidos que o tempo absorveu

de ti não tenho uma gota

brancos cabelos
flácidos braços
galhos gastos dos frutos produzidos
sem a minha participação

a mão que o levava era outra
não a minha
que já te colou louca sobre meu peito

não me viste
não gritei teu nome

não sei quem és
agora

monotipia

vidro frio

sobre seu sangue prensado
coloquei minha vida em branco

pintei abraços coloridos

o fino papel rompeu-se
desenho rasgado

suspiro ilegível

ontem eu estava a sonhar
o hoje atropelou-me

o trem dos meus sonhos
esqueceu-me
na estação das buscas eternas

senhora de todas as bocas
o gosto gasto de licores
extravasados
de belas garrafas decoradas
que agora adormecem
nos fundos secos dos copos

objeto fixo
pende em arco
no próprio eixo
curvo do tempo
gastado seixo

se apagas o teu coração
o meu interruptor é perene

black-out nos teus sorrisos

a minha caixa de te amar
tem muita corda pra fazer girar
a minha bailarina solitária

mãos estendidas no ar
para sua isca enganadora

ela poderia rodopiar eternamente
nesse brinquedo hipnótico
e efervescente

eu te amo

meu anjo bastardo
da razão

eu que sou duas ou três
alternâncias paradoxais
de memórias ácidas

eu que não tenho explicação
para o agora

volúvel personagem do tempo

de muitas faces travestidas
de manhãs inconclusas
do lugar onde me encontro

no espelho busco fagulhas
de uma identidade
que possa ser

traduzida

eu que sempre fui pouca
sou econômica e ressentida
abstrata nos contatos íntimos

o meu corpo é uma água-viva
de uma transparência que arde

falta-me solidez de matéria densa

o que vivo é quase névoa
o que lembro é quase nada
o que quero é tudo

porque o que não me permiti
é um universo quase inteiro

a cada dia
que o espelho
nos procura
um objeto diferente
é refletido

o que é matéria tinge-se
de transitoriedade

mudança disfarçada
na superposição
de imagens refletidas
enganadoras

e sorridentes

a matéria dilui-se
mais rapidamente
que os sonhos
de uma imortalidade

que não nos pertence
no corpo denso

resta-nos o espírito
cheio de fins
elaborados

e de novos planos

cala-te

enquanto o teu sonho
caminha no escuro
não abras comportas

diminui o ritmo de tua respiração
não estendas mãos cuidadosas

deixa-o
por mãos de outro plano
seguir o seu turno
diluir-se nas encruzilhadas

não queiras acordar de ti
pode ser um desencanto
que não suportarás

vive em sonho

eu sou paralela
precária reta desenhada
sereia soletro solitária

marginal de eus ensimesmados
olhos plurais de Hécate

cantora numa armadilha
da ópera de Schoenberg
dodecafonia dos sons sublimados

o desejo descambou-se

tenho repetido um som
como o dos lobos
tento acompanhar
uma orquestração não usual

procuro um pierrô
sonâmbulo de desventuras
para uma intersecção
dissonante

chanel número 5
uma garrafa de absinto
olhos pra lá de abstratos
retratos só da juventude

o agora é aquele do orkut
encruzilhada de falsos perfis

encontro num lugar seguro
obscuro de desconhecidos

um velho réptil reconhece o vestido
que desaparece no elevador

Hors de Prix

maldição de uma esfinge traída:
troncos flácidos de velhos
que vampirizam mocinhas
à venda em camas acetinadas
de hotéis luxuosos

o dinheiro tenta preencher todas
as falhas de um falo que dorme
com a canção de ninar do tempo

encolhido
ausente a todas as jovens aspirações
de quem já devia repousar
num túmulo

a minha curva
que agora começa
prometo deixá-la inacabada

meia-lua crescente de clamores

mingüante de vendavais
foge do eclipse

volume de preenchimentos

bocas surrealistas
mordem o telefone
que não tocou

mastigam o encontro
que não rolou

engolem todo uísque
que restou

o telefone líquido
tentou adaptar-se
à realidade da mesa art déco

o encontro vestiu-se de fantasma

o uísque gritou insinuações

Dalí desmaiou

embacei marasmos

hora de rever a decoração

interior

contrato um arquiteto
remoço o apartamento

sofás lilases
oásis de visitações

encontros com Netuno
retrógrado
mal aspectado

cortinas líquidas de beber
boa-noite na tv

o açoite de um eco sem resposta

precisa-se de um interlocutor

um psicanalista
por favor

despida da minha nécessaire
senti-me nua

na lua
cinzento arco-íris

rouge personnel
em bocas inviáveis

abusadas de retoques

fim de estoque
papier-maché

depressivas

uma bolsa insossa
de um tecido lerdo
cobre meu olhar

que ficou lânguido

mesmo nos momentos
mais cruéis

destino:

Rue de La Paix

nada que um óculos
Cartier classudo
não resolva

quantos de meu amor
agora templos depostos
desgastadas colunas

os meus refúgios
deles expulsa
clandestina
o amor

amálgama de sóis
que o horizonte engole

o voyeur dinossauro
olhou todas as divas
que lotavam o bar

não convidou
qualquer mulher
para dançar

era voyeur
meu Deus!

na toilette detonei
no Vodoo Brow

Yves Saint Laurent
para ocasiões mais obscuras

desprovida de pudor
grito desejos fugidios
descubro um novo êxtase
numa prática hedonista

não tenho segredos
medo do ridículo
exposição narcísica

folie circulaire

um insano admirador se atira
não pode conter o gozo

nas escavações arqueológicas
encontraram a mulher esculpida
de outro tempo

Gaudí catedral
sem anteparos
para corpos suicidas

na juventude
a beleza é enlouquecedora

escuto verões dissolutos
que voltam com as ondas de um mar
que é mesmo de local e fúria

outro de águas e criaturas
que se modificam
como a minha interpretação do amor

nostálgica

desembrulhou-se de encontros casuais
cada vez mais raros

vênus envelhecida
despiu-se de fantasias

os seus fantasmas
grudados como vampiros
à sua pele

pássaros sem rumo
em revoada suicida

nua de autocomiserações
discou no telefone
o número habitual

mensagem gravada

eu habito esta casa
mas não estou nela
aguarde a próxima
incorporação

no hall
dos meus elevadores suicidas
escolho as escadas
que precisam ser percorridas

com a consciência redimida
e um coração recém-nascido

pendurei meu corpo
nos varais do insólito

esqueci-me de torcer as mágoas
em bocas de Sibilas desgovernadas

uma gota de sangue
pendeu de ardume

e molhou a terra

de cardumes famintos
alimento a dor

tenho um pierrô dos bares na coleira
treinado a agudos de mãe poderosa

sou lua grotesca
pitonisa transgressora
avessa aos anéis de Nero

mãos estendidas
para uma multidão enlouquecida

cantora oprimida de Schoenberg
voz de opereta

surda de notas triviais
rompo com a precariedade
grito obscenidades

funk falado em partituras

numa vazão expressionista
da minha persona encabulada
me atiro no palco da vida
sem redes de aranhas perfeitas

lanço-me no transe disponível
naquele exato momento

essa trajetória para o impessoal
é que toma posse do discurso
e gestos estambóticos

exaustão impossível de ser recriada
mesmo que se queira

street style?
ruas em ruínas
olhos sem meninas
clique em Veneza
século XVIII
máscara de sempre

o teu corpo que era vício
agora umbral sedativo

destino das loucuras do amor

somos

entre outros definitivos sulcos
a marca instalada entre as sobrancelhas
era idêntica à do píton
que vira no Animal Planet

fosse mais comprido o rosto da serpente
seriam mesmas no olhar insinuante

entrou em surto fóbico
com medo de ser morta por Apolo

pensou no ácido hialurônico

da serpente não queria o silêncio
de arrastar-se

ela que falava como mil bocas

queria sim
aquele corpão de enrolar-se

o vestido idílico a transformara
num tríptico marfim
com ramos dourados

uma deusa

não fosse o tempo
que demorou para comprá-lo

fora de moda a esfinge

o tempo
o pulso das horas
rarefeito...

em que ano estamos?

SOBRE A AUTORA

Maria de Lourdes Ferreira Alves nasceu em São Antô-
nio de Posse, SP, em 1952. Vive em São Paulo desde 1970.
Velho é o Espelho é seu primeiro livro publicado.
Contato: malualves@uol.com.br.

AGRADECIMENTO

A todos os participantes da Oficina de Criação Literária do Barc_o: Ana Orlandi, Ana Peluso, Bebel, Carlos, Carol, Débora, Dominique, Elza, Flávia, Itiberê, Kátia e, especialmente, ao querido Marcelino Freire. Também ao Plinio Martins, da Ateliê Editorial.

Título	Velho é o Espelho
Autora	Maria de Lourdes Ferreira Alves
Produção editorial	Aline Sato
Capa	Tomás Martins
Editoração eletrônica	Amanda E. de Almeida
Formato	13 x 20 cm
Tipologia	Bembo
Papel	Pólen Soft 80 g/m² (miolo)
Número de páginas	96